BEI GRIN MACHT SICH IHR WISSEN BEZAHLT

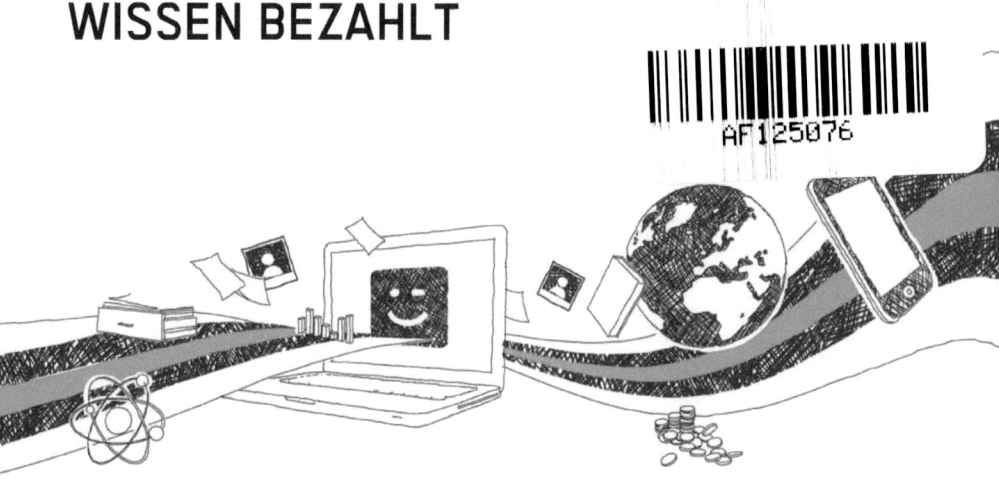

- Wir veröffentlichen Ihre Hausarbeit,
  Bachelor- und Masterarbeit

- Ihr eigenes eBook und Buch -
  weltweit in allen wichtigen Shops

- Verdienen Sie an jedem Verkauf

Jetzt bei www.GRIN.com hochladen
und kostenlos publizieren

Bibliografische Information der Deutschen Nationalbibliothek:

Die Deutsche Bibliothek verzeichnet diese Publikation in der Deutschen National-
bibliografie; detaillierte bibliografische Daten sind im Internet über http://dnb.d-
nb.de/ abrufbar.

Impressum:

Copyright © 2017 GRIN Verlag
Druck und Bindung: Books on Demand GmbH, Norderstedt Germany
ISBN: 9783668649828

Dieses Buch bei GRIN:

https://www.grin.com/document/413702

Ralf Leonhardt

Der Einfluss von Adipositas, BMI und Kalorienaufnahme auf die Lebenserwartung

Eine Aggregatdatenanalyse

GRIN Verlag

Technische Universität Chemnitz

Fachschaft für Human- und Sozialwissenschaften

Institut für Soziologie

International vergleichende Gesundheitsforschung

3. Semester

Der Einfluss von Adipositas, BMI und Kalorienaufnahme auf die Lebenserwartung. Eine Aggregatdatenanalyse.

Verfasser:

Leonhardt, Ralf

Abgabetermin: 20.09.2017

Inhaltsverzeichnis

TABELLENVERZEICHNIS

1 Einleitung

Im Zuge des epidemiologischen Wandels, d.h. der Zunahme der Prävalenz nicht übertragbarer Krankheiten bei gleichzeitiger Abnahme von Infektionskrankheiten (Abrahams, Mchiza & Steyn, 2011), gewinnt die Nahrungsaufnahme in Bezug auf die Gesunderhaltung eines Menschen zunehmend an Bedeutung. Denn als ein Risikofaktor für viele sog. „non-communicable Diseases", wie z.b. Diabetes mellitus Typ 2 oder kardiovaskulärer Krankheiten, sollte die globale Zunahme der Prävalenz von Adipositas besonders negative Auswirkungen auf die Populationsgesundheit vieler Völker haben. Wichtige Indikatoren für die Gesundheit einer Bevölkerung stellen dabei deren altersstandardisierte Mortalitätsrate sowie mittlere Lebenserwartung dar.

Einige Longitudinalstudien konnten in diversen Kohorten bereits Zusammenhänge zwischen der Mortalität und dem BMI (Body Mass Index) bzw. der Fettleibigkeit feststellen. Da es allerdings an Studien mangelt, die derartige Assoziationen auf internationaler Ebene untersuchen, soll diese Arbeit den Einfluss von BMI, Adipositas sowie durchschnittlicher täglicher Pro-Kopf-Kalorienaufnahme auf die Lebenserwartung eines Landes untersuchen.

Zur Erforschung dieser Effekte soll dabei das Verfahren der multiplen linearen Regression Anwendung finden. Dabei werden bereits auf Staatenniveau aggregierte Daten verwendet.

2 Hintergrund, Fragestellung und Hypothese

Die Lebenserwartung bei Geburt, also die Anzahl der, auf statistische Durchschnittswerte basierenden, erwarteten Lebensjahre eines Menschen ist ein weitläufig bekanntes demographisches Maß und ein wichtiger Indikator zur Schätzung der sozioökonomischen Entwicklung einer Region (Mondal et al., 2015). Sie nimmt einen wesentlichen Einfluss auf das individuelle und aggregierte menschliche Verhalten und determiniert u.a. die Fertilität, ökonomisches Wachstum, Investitionen in Humankapital (Bildung etc.) sowie intergenerationale Transfers und reflektiert die Gesundheit und medizinische Versorgung der Bevölkerung eines Landes. Trotz eines weltweiten Anstiegs der Lebenserwartung innerhalb der letzten 50 Jahre, variiert sie, aufgrund unterschiedlicher Lebensbedingungen, zwischen verschiedenen Staaten teilweise sehr stark. Gerade in den Entwicklungsländern haben Bildung, Arzt- und Bevölkerungsdichte, die Nutzung sanitärer Einrichtungen, Bruttonationaleinkommen einen positiven und Fertilitätsrate, HIV-Prävalenz sowie allgemeine und Kindersterblichkeit einen besonders negativen Einfluss auf die Lebenserwartung (ebd.).

Ein ebenso nicht unerheblicher Faktor im Zusammenhang der Lebenserwartung stellt allerdings auch die Ernährung dar, wobei Fehl-, Unter oder Überernährung Risikofaktoren für Krankheit und Tod sein können (Zheng et al., 2014). Sowohl die Kalorienaufnahme als auch der BMI als Surrogat des Ernährungsstatus bilden hierfür wichtige Indikatoren ab. Gerade Übergewicht und Fettleibigkeit stellen einen besonderen Prädiktor für das Risiko an Diabetes und koronaren Herzkrankheiten zu erkranken dar, welche wiederum Mortalität determinieren und somit die Lebenserwartung eines Menschen verkürzen. In Zeiten des epidemiologischen Wandels sollte eine hohe Adipositasquote somit weitreichende negative Folgen für die Lebenserwartung der Bevölkerung eines Landes haben.

Fogel (1993) konstatierte in seiner Arbeit zum Kalorienkonsum zur Zeit des Endes des 18. Jahrhunderts, dass die Abnahme der Mortalitätsrate in England, Frankreich und Schweden zwischen 1775 und 1875 nahezu vollständig auf die Verbesserung des Ernährungsstatus zurückzuführen ist (zit. n. Zheng, 2014).

Das Gros der bisher durchgeführten Studien berichtet einen U- oder J-förmigen Zusammenhang zwischen dem BMI und der Mortalität (Casper, 1995, Cornoni-Huntley et al., 1991, zit. n. Zheng et al., 2014; Tsukamoto & Sano, 1990; Walls, Backholer, Proietto & McNeil, 2012). Dabei stellt Casper (1995) fest, dass die meisten Studien zu dem

Ergebnis kommen, dass Individuen mit moderatem Übergewicht besonders resilient sind und tendenziell niedrigere Mortalitätsraten aufweisen (zit. n. Zheng et al., 2014).

Da sowohl Studien, welche den Einfluss der Kalorienaufnahme auf die Lebenserwartung untersuchen, als auch Studien auf Aggregatdatenebene zu diesem Thema rar sind, soll diese Forschungslücke durch die hier vorgestellte Arbeit geschlossen und der Frage nachgegangen werden, ob die bisherigen Befunde auch auf internationaler, aggregierter Ebene sowohl für die Kalorienaufnahme als auch für den BMI zutreffen.

Aufgrund des, bereits angesprochenen, häufig gefundenen u-förmigen Zusammenhangs zwischen BMI und Mortalität lautet die generelle Hypothese dieser Arbeit demnach: *Zwischen der abhängigen Variable der Lebenserwartung und den unabhängigen Variablen des BMI, des Anteils an Fettleibigen in einem Land und der durchschnittlichen täglichen Pro-Kopf-Kalorienaufnahme liegt jeweils ein umgekehrt u-förmiger Zusammenhang vor.*

Somit sollten sowohl Staaten mit einem besonders niedrigen durchschnittlichen BMI, Adipositasanteil und Kalorienaufnahme als auch Staaten mit einem besonders hohen Wert auf den jeweiligen Variablen eine besonders niedrige Lebenserwartung vorweisen.

3 Methodik

3.1 Datengrundlage und Variablenbeschreibung

Für die Sekundäranalyse der vorliegenden Arbeit wurden insgesamt vier Variablen, welche aus zwei verschiedenen Datenquellen stammen, verwendet. Die Daten dieser Variablen waren bereits auf Länderebene aggregiert und stellen den jeweiligen Mittelwert bzw. Anteil des Jahres 2013 dar. Dies ist das bis dato aktuellste Jahr, aus dem Daten in ausreichendem Umfang für alle eingeflossenen Variablen ausfindig gemacht werden konnten.

Die abhängige Variable bildet die durchschnittliche Lebenserwartung (in Jahren) beider Geschlechter zur Geburt ab und entstammt dem „Global Health Observatory data repository" der World Health Organization (WHO).[1] Der gleichen Quelle entspringen auch die Daten zum BMI[2] und zum Anteil der Fettleibigen an der erwachsenen Bevölkerung eines Landes[3]. Die Variable zum BMI (Body Mass Index) stellt dabei das mittlere, zur Quadratkörpergröße ins Verhältnis gesetzte, Körpergewicht (in kg/m²), altersstandardisiert und nach Geschlecht stratifiziert, der volljährigen ($\geq$ 18 Jahre) Bevölkerung eines Landes dar, während Letzteres den Anteil der volljährigen Bevölkerung mit Adipositas (BMI $\geq$ 30 kg/m²), ebenfalls altersstandardisiert und geschlechtsstratifiziert, in Prozent wiedergibt. Des Weiteren flossen Daten zur durchschnittlichen täglichen Pro-Kopf-Kalorienaufnahme (kcal/capita/Tag) beider Geschlechter in die Analyse ein, welche den „Food Balance Sheets" aus den „FAOSTAT" der Food and Agriculture Organization of the United Nations (FAO) entnommen wurden[4].

3.2 Datenaufbereitung

Zur Datenaufbereitung wurden alle relevanten Variablen der diversen Datensätze, einschließlich der obligatorischen Ländervariable mit dem Namen des jeweiligen Staates, in eine gemeinsame Excel-Tabelle integriert. Dabei sind alle Beobachtungen mit fehlenden Werten auf mindestens einer der oben genannten Variablen exkludiert wor-

---

[1] http://apps.who.int/gho/data/node.main.688 Abgerufen am 10.08.2017.
[2] http://apps.who.int/gho/data/view.main.CTRY12461?lang=en Abgerufen am 10.08.2017.
[3] http://apps.who.int/gho/data/view.main.CTRY2450A Abgerufen am 10.08.2017.
[4] http://www.fao.org/faostat/en/#data/FBS Abgerufen am 10.08.2017.
Beim Abruf dieser Daten ist darauf zu achten, die richtigen Suchfilter zu setzen (COUNTRIES: Select All; ELEMENTS: Food supply (kcal/capita/day); ITEMS AGGREGATED: Grand Total + (Total); YEARS: 2013).

den. Der Einfachheit halber und aufgrund der teilweise großen Geschlechterdifferenzen bzgl. des BMI's und des Anteils Fettleibiger innerhalb eines Staates[5], fand, unter der Annahme, dass das Geschlechterverhältnis in allen Nationen ungefähr ausgeglichen ist, mittels STATA eine Mittelwertbildung dieser Variablen statt, sodass auch diese „gesamtgeschlechtlich" in die Analyse Einzug fanden.

3.3 Datenanalyse

Um den Zusammenhang zwischen der Lebenserwartung und allen, bereits oben genannten, unabhängigen Variablen zu untersuchen, wurden sowohl bivariate als auch multiple lineare Regressionsmodelle angewandt. Zur sinnvollen Interpretation der Regressionskonstanten war es dabei notwendig, eine Zentrierung am jeweiligen Mittelwert der Variablen zum BMI, Fettleibigenanteil und zur Kalorienaufnahme vorzunehmen.

Nach einer ersten univariaten, rein deskriptiv statistischen Untersuchung aller Variablen, erfolgte die obligate bivariate Testung der Linearität zwischen der abhängigen Variablen der Lebenserwartung und allen unabhängigen Variablen mittels sog. *Scatterplot-Smoother*. Während sich ein eindeutig positiver linearer Zusammenhang zwischen der Lebenserwartung und der Kalorienaufnahme abzeichnete, kann sowohl beim BMI als auch bei der Fettleibigkeit von einem kurvilinearen Zusammenhang mit der abhängigen Variable gesprochen werden. So wird im Intervall von 20–25 kg/m² ein leicht u-förmiger Zusammenhang deutlich, welcher sich im Intervall von 25-30 kg/m² umkehrt. Ebenso verhält es sich mit der Fettleibigkeit, deren positiver quadratischer Zusammenhang mit der Lebenserwartung im Intervall von 0-15 % sich zu einem negativen im Intervall von 15-30 % umkehrt. Bei den anschließenden linearen Regressionen zwischen der abhängigen und den unabhängigen Variablen BMI und Fettleibigkeit stellte sich eine Signifikanz der quadrierten Terme beider Variablen heraus, sodass BMI und Fettleibigkeit auch in allen folgenden Regressionsanalysen als quadrierte Variablen eingingen.

Zur Erfüllung aller *Blue-Annahmen* erfolgte im Anschluss die Testung der Homoskedastizitätsannahme. Bei allen bivariaten Regressionsanalysen stellte sich dabei eine signifikant inkonstante Varianz der Residuen über den Verlauf der unabhängigen Variablen heraus, woraus sich die Notwendigkeit der Anwendung robuster Regressionen

---

[5] So betrug bspw. der durchschnittliche BMI der südafrikanischen Männer im Jahre 2013 24.8 kg/m², währenddessen selbiger bei den Südafrikanerinnen einen Wert von 29.2 annahm.

ergab.

Nach Testung auf Multikolinearität zwischen den unabhängigen Variablen wurde außerdem eine, bereits vermutete, starke Interkorrelation zwischen dem BMI und der Fettleibigkeit offensichtlich (Variance Inflation Factor [VIF] = 8.32 bzw. 9.58), wodurch sich die voneinander getrennte Analyse beider Variablen in den multiplen Regressionsmodellen bedingt.

Abschließend fand eine Untersuchung einflussreicher Beobachtungen statt. Demnach wurden alle Beobachtungen (also Staaten), welche in den jeweiligen Modellen in mindestens einer der unabhängigen Variablen einen DFBETA-Betrag von $> 2/\sqrt{n}$ aufwiesen und somit, laut Kohler und Kreuter (2012, S. 278), als besonders einflussreich gelten, aus diesen exkludiert[6].

---

[6] Dies waren 23 Staaten in Modell eins und 27 Staaten in Modell zwei.

4 Ergebnisse

4.1 Deskription des Datensatzes

Tabelle 1 zeigt die deskriptive Statistik des aufbereiteten Datensatzes auf. Insgesamt wurden 165 Nationen aus allen Kontinenten in die Datenanalyse einbezogen. Darunter befinden sich 39 europäische, 41 asiatische (mit Eingliederung der Türkei und Russischen Föderation), 44 afrikanische, mit Ausnahme von St. Kitts & Nevis alle amerikanischen (34 Länder) sowie sechs ozeanische Staaten und Australien.

Die Lebenserwartung dieser Länder ist, mit einem Mittelwert von 71.3, einem Median von 73.8 und einer Standardabweichung von acht Jahren, deutlich rechtssteil verteilt. Dabei weisen die afrikanischen Staaten Lesotho (52.1 Jahre), Angola (51.1 Jahre), Sierra Leone (50.4 Jahre) und Republik Zentralafrika (49.4 Jahre) die niedrigste Lebenserwartung auf. In Island, Spanien (jeweils 82.4 Jahre), Australien (82.5 Jahre), Schweiz (83 Jahre) und Japan (83.5 Jahre) ist die mittlere Lebenserwartung wiederum besonders hoch.

Die durchschnittliche tägliche Pro-Kopf-Kalorienaufnahme lässt sich dagegen (zwar mit einer etwas geringeren Kurtosis von 2.07) eher als normalverteilt beschreiben und beträgt, bei einer Standardabweichung von 447.3 kcal/capita/Tag, im Mittel 2847.5 kcal/capita/Tag (Median: 2829 kcal/capita/Tag). Auch in dieser Rubrik nehmen die afrikanischen Staaten im Allgemeinen und die Zentralafrikanische Republik im Besonderen, die niedrigsten Werte an[7]. Besonders hoch ist die Energieaufnahme wiederum in den USA (3682 kcal/capita/Tag), der Türkei (3706 kcal/capita/Tag), Belgien (3733 kcal/capita/Tag) und Österreich (3768 kcal/capita/Tag).

Nach Sichtung des Histogramms zum BMI über STATA, lässt sich, mit einem Modus bei ca. 27 kg/m², eine leicht rechtssteile Verteilung desselben feststellen (Schiefe: -.24), wobei der Median mit dem Mittelwert annähernd übereinstimmt (25.95 kg/m² bzw. 25.37 kg/m²; Standardabweichung: 2.09). Während der niedrigste durchschnittliche BMI beider Geschlechter in den Ländern Äthiopien, Timor-Leste (jeweils 20.5 kg/m²), Bangladesch, Madagaskar und Vietnam (jeweils 21.1 kg/m²) noch im Normalbereich liegt (18.5-25 kg/m²), so befindet er sich in Kuwait (29.2 kg/m²), Saint Lucia (29.3 kg/m²) und Kiribati (29.5 kg/m²) an der Grenze zur Fettleibigkeit (30 kg/m²) und übersteigt diese sogar in Samoa (31.9 kg/m²).

---

[7] Madagaskar: 2052 kcal/capita/Tag; Sambia: 1930 kcal/capita/Tag; Zentralafrikanische Republik: 1879 kcal/capita/Tag

Im Gegensatz zum BMI ist die Fettleibigkeit in den Staaten, mit leichter Tendenz zur Rechtsschiefe, eher normalverteilt. Bei einem Modus von ca. 22 % ergibt sich die leichte Rechtsschiefe aus dem Umstand des relativ hohen Anteils an Ländern mit einem Fettleibigenanteil von unter 10 %[8]. Auch in dieser Kategorie erreichen Timor-Leste (1.8 %) und Vietnam (2.3 %) die niedrigsten Werte (gefolgt von Kambodscha mit 2.7 % und Nordkorea mit 2.8 %) und Kuwait (37.5 %), Kiribati (39.5 %) sowie Samoa mit sagenhaften 46.3 % Spitzenwerte.

Kategorisiert man alle Staaten anhand der Mediane der unabhängigen Variablen, so kann man eine durchschnittlich höhere Lebenserwartung, bei gleichermaßen geringerer Varianz dieser, sowohl bei den Ländern mit höherer Kalorienaufnahme als auch bei den Ländern mit höherem BMI und Fettleibigenanteil feststellen. So können bspw. die Staaten mit einer Kalorienaufnahme von > 2829 kcal/capita/Tag im Schnitt eine um knapp neun Jahre höhere Lebenserwartung vorweisen als die Staaten mit einer Kalorienaufnahme ≤ 2829 kcal/capita/Tag, wobei die Standardabweichung vom jeweiligen Mittelwert bei den Ersteren fast 28 % geringer ist (5.46 zu 7.56; siehe Tabelle 1).

---

[8] Somit liegt der Schwellenwert des ersten Quartils bei 8.2 %, der Median bei 18.8 % und der Mittelwert bei 17.2 % (Std. Dev.: 8.9 %).

Tabelle 1

Das Ländersample (n = 165)

	Mean (Std. Dev.)[a]	Min.	Max.
Lebenserwartung[b]	71.26 (8.00)	49.40	83.50
Kalorienaufnahme[c]	2847.52 (447.30)	1879.00	3768.00
BMI[d]	25.37 (2.09)	20.50	31.85
Adipositas[e]	17.16 (8.92)	1.80	46.30
LE ≤ 2829 kcal/kopf/tag[f]; n=83	66.74 (7.56)	49.40	83.50
LE > 2829 kcal/kopf/tag[f]; n=82	75.83 (5.46)	57.30	83.00
LE ≤ 25.95 kg/m²[f]; n=82	67.37 (8.68)	49.40	83.50
LE > 25.95 kg/m²[f]; n=83	75.10 (4.87)	57.60	82.50
LE ≤ 18.8 %[f]; n=83	66.53 (7.93)	49.40	83.50
LE > 18.8 %[f]; n=82	76.05 (4.47)	60.90	83.00

[a] Mittelwert (Standardabweichung in Klammern)

[b] Lebenserwartung beider Geschlechter bei Geburt; in Jahren

[c] Durchschnittliche tägliche Pro-Kopf-Kalorienaufnahme beider Geschlechter; in kcal/capita/day

[d] *Body Mass Index:* Durchschnitt beider Geschlechter ≥ 18 Jahre; altersstandardisiert; in kg/m²

[e] Anteil Fettleibiger (BMI ≥ 30 kg/m²) beider Geschlechter ≥ 18 Jahre; altersstandardisiert; in %

[f] Durchschnittliche Lebenserwartung (Länder am Median der unabhängigen Variablen kategorisiert)

Quelle: eigene Darstellung; Angaben gerundet

4.2 Regressionsergebnisse

In Tabelle 2 sind die Regressionsergebnisse dargestellt. Daraus wird ersichtlich, dass die Kalorienaufnahme in allen Modellen einen nahezu unveränderten, unabhängigen, höchstsignifikant positiven Einfluss auf die Lebenserwartung eines Landes hat. Steigt die durchschnittliche tägliche Pro-Kopf-Kalorienaufnahme um eine Kilokalorie, so erfährt die Lebenserwartung einen Zuwachs um ca. 0.01 Jahre. Außerdem weist sie von allen drei unabhängigen Variablen den stärksten Effekt auf (β = .53-.57).

In Modell 1 und 3 wurde der BMI zusätzlich zur Kalorienaufnahme aufgenommen. Auch dieser besitzt, wenn auch mit geringerer Magnitude (β = .22 bzw. .26), einen hoch- bzw. höchstsignifikanten positiven Einfluss auf die Lebenserwartung. Diese Assoziation lässt sich allerdings in Modell 3 (unter Ausschluss der einflussreichen Beobachtungen) auch als leicht umgekehrt u-förmiger Zusammenhang beschreiben (β = -.12; p < .05).

In Modell 2 und 4 wurde der BMI wiederum durch den Fettleibigenanteil eines Landes substituiert. Diese Variable weist in beiden Modellen einen signifikant umgekehrt u-förmigen Zusammenhang auf, welcher sich unter Exklusion der einflussreichen Beobachtungen (Modell 4) leicht verstärkt. Somit ist die Lebenserwartung sowohl in den Staaten mit besonders geringem Anteil an Fettleibigen als auch in den Staaten mit besonders hohem Fettleibigenanteil niedriger als jene der Länder mit „moderater" Adipositasquote.

Alle vier Modelle besitzen einen relativ hohen Erklärungsgehalt, wobei sich die Varianzaufklärung kontinuierlich auf bis zu 70 % in Modell 4 erhöht (R^2=.53-.70). Dabei sinkt die durchschnittliche Abweichung vom erwarteten Wert von 5.54 Jahren in Modell 1 auf 4.01 Jahre in Modell 4. Des Weiteren ist es auffällig, dass die Konstante, also die vorhergesagte Lebenserwartung der Staaten, die auf den unabhängigen Variablen den Mittelwert aller Länder einnehmen, in den Modellen ohne einflussreiche Beobachtungen ein etwas höheres Niveau vorweist (72.33 bzw. 72.65 vs. 71.58 bzw. 72.00).

Tabelle 2

Regressionsergebnisse

	Modell 1[a]	Modell 2[a]	Modell 3[a;b]	Modell 4[a;b]
Kalorienaufnahme[c]	.01 (.56)***	.01 (.55)***	.01 (.57)***	.01 (.53)***
BMI[d]	.84 (.22)**		1.04 (.26)***	
BMI quadriert	-.07 (-.05)		-.24 (-.12)*	
Adipositas[e]		.21 (.23)**		.31 (.33)***
Adipositas quadriert		-.01 (-.12)*		-.02 (-.17)***
N	165	165	143	139
F	(3;161) 68.44	(3;161) 72.42	(3;139) 92.42	(3;135)107.39
Prob > F	.0000	.0000	.0000	.0000
R^2	.5304	.5332	.6454	.7015
Root MSE	5.5361	5.5196	4.4144	4.0132
Cons.	71.58***	72.00***	72.33***	72.65***

* p < .05   ** p < .01   *** p < .001

[a] abhängige Variable: Lebenserwartung; b-Koeffizient (beta-Koeffizient in Klammern)

[b] Modelle ohne einflussreiche Beobachtungen

[c] Durchschnittliche tägliche Pro-Kopf-Kalorienaufnahme beider Geschlechter; in kcal/capita/day

[d] *Body Mass Index:* Durchschnitt beider Geschlechter ≥ 18 Jahre; altersstandardisiert; in kg/m²

[e] Anteil Fettleibiger (BMI ≥ 30 kg/m²) beider Geschlechter ≥ 18 Jahre; altersstandardisiert; in %

Quelle: eigene Darstellung; Angaben gerundet

11

5 Diskussion

In der hier vorliegenden Arbeit konnte gezeigt werden, dass, auf Aggregatdatenebene, zum Einen, eine hohe Kalorienaufnahme mit einer hohen Lebenserwartung korreliert und, zum Anderen, der BMI sowie der Anteil Fettleibiger innerhalb eines Landes eher umgekehrt u-förmig mit der Lebenserwartung zusammenhängt. Die angestellte Hypothese (umgekehrt u-förmiger Zusammenhang zwischen allen drei unabhängigen Variablen und der Lebenserwartung) lässt sich somit nur für den BMI und den Fettleibigenanteil bestätigen. Dass der Einfluss der Kalorienaufnahme von den beiden anderen Zusammenhängen in seiner Art abweicht, lässt sich dem Autor dieser Arbeit nur durch die Interkorrelation zwischen des Lebensmittelvorrats eines Landes und seines Entwicklungsstandes erklären. Somit sind unter den Ländern mit hoher Kalorienaufnahme hauptsächlich Staaten der entwickelten westlichen Welt vertreten, deren medizinische und hygienische Bedingungen eine besonders hohe Lebenserwartung determinieren. Dies könnten also Mediatoren darstellen, welche den besagten Effekt vermitteln, die in der hier vorgestellten Arbeit allerdings leider nicht kontrolliert werden konnten.

Bereits im Jahre 1990 konnten Tsukamoto und Sano in ihrer Arbeit zum Einfluss des Körpergewichts auf die Lebensdauer der Population einer japanischen Kohortenstudie einen u-förmigen Zusammenhang zwischen dem Mortalitätsrisiko und der prozentualen Abweichung vom Durchschnittsgewicht sowohl bei Männern als auch Frauen feststellen, was mit den Ergebnissen dieser Arbeit weitestgehend übereinstimmt. In Abhängigkeit ihrer prozentualen Abweichung vom alters-, geschlechts-, und körpergrößenspezifischen Durchschnittsgewicht unterteilte man die Studienteilnehmer im Alter von 15 bis 69 Jahren in neun Kategorien. Während sowohl Untergewichtige als auch Übergewichtige ein höheres Mortalitätsrisiko trugen, so erwies sich das Risiko der Probanden mit einem Gewicht nahe dem Durchschnittswert als besonders niedrig. Somit stiegen bspw. die Sterberaten der Männer und Frauen im Alter von 15-39 Jahren mit einem Übergewicht von 35 % (Abweichung vom Durchschnittsgewicht) um 45 %.

Peeters et al. (2003) haben den Einfluss von Übergewicht und Fettleibigkeit auf die Lebenserwartung anhand von 3457 Teilnehmern der Framingham Heart Studie untersucht. Dabei stellte sich heraus, dass die Restlebenserwartung sowohl übergewichtiger als auch fettleibiger Männer und Frauen im Alter von 40 Jahren bedeutend geringer ist als die der normalgewichtigen Probanden. Außerdem hat sich unter den männlichen Studienteilnehmern ein Interaktionseffekt zwischen der Fettleibigkeit und dem Rauchverhalten herauskristallisiert. Somit verlieren adipöse Raucher im Vergleich zu den normalgewichtigen Rauchern 6.7 Jahre ihrer Lebenserwartung, während diese Differenz bei den Nichtrauchern „nur" 5.8 Jahre beträgt. Des Weiteren konnte nachgewiesen werden, dass vor allem die Langzeitwirkung des BMI entscheidend für die Mortalitäts-rate im hohen Alter ist[9]. Doch nicht nur das Rauchverhalten scheint mit dem Body Mass Index bei der Assoziation mit dem Mortalitätsrisiko und somit der Lebenserwartung zu interagieren, sondern auch das Alter.

Genau diesen Effekt untersuchten Stevens et al. (1998) in ihrer Sekundäranalyse zur „American Cancer Society's Cancer Prevention Study 1", welche als Kohortenstudie zwischen 1960 und 1972 unter 62,116 Männern und 262,019 Frauen durchgeführt wurde. Es stellte sich dabei heraus, dass der positive Einfluss des BMI auf die Mortali-tät, nach Kontrolle von Alter, Bildung, physischer Aktivität und Alkoholkonsum, in seiner Stärke mit steigendem Alter abnimmt. Beispielsweise stieg das relative Mortali-tätsrisiko aufgrund kardiovaskulärer Erkrankung unter weißen Männern ohne Raucher-historie in der Altersgruppe der 30-44-jährigen mit jedem weiteren BMI-Wert um zehn Prozent (95 % CI = 4 - 16 %), während sich dieser Anstieg auf drei Prozent (95 % CI = 2 - 5 %) im Alter von 65-74 reduzierte. Ähnlich verhielt es sich, sowohl bei Männern als auch Frauen, bei der allgemeinen Mortalität. Die Untersuchung derartiger Interakti-onen war allerdings, aufgrund des angewandten Studiendesigns, in der vorliegenden Arbeit nicht zu realisieren.

Dass Adipositas einen wesentlichen Beitrag zur Verringerung der Lebenserwartung einer Bevölkerung leistet, konnten Preston und Stokes (2011) in ihrer Studie zum Ein-fluss des relativ hohen Anteils Übergewichtiger in den USA auf deren, im Vergleich zu 15 weiteren Staaten der westlichen Moderne, relativ geringen Lebenserwartung, aufzei-gen. Dabei eliminierten sie statistisch-hypothetisch das Risiko der Fettleibigkeit in allen Staaten, indem sie den Anteil der Fettleibigen in die Gewichtsklasse mit dem geringsten Mortalitätsrisiko umschichteten. Nach dieser Reklassifizierung konnte die Differenz in der Lebenserwartung, bzgl. der anderen Nationen, bei den US-amerikanischen Frauen um 42 % (95 % CI = 36 – 48 %) und den US-amerikanischen Männern um 67 % (95 % CI = 57 – 76 %) reduziert werden. Ein sekundäres Ergebnis dieser Arbeit eröffnet des

---

[9] Dies konnten auch Frankel, Gunnel, Peters, Maynard und Smith (1998) im Rahmen ihrer Kohortenstu-die zum Einfluss der Energieaufnahme in der Kindheit auf das krebsbezogene Mortalitätsrisiko im Er-wachsenenalter aufzeigen. Dabei stellte sich heraus, dass das Risiko an Krebs zu versterben mit jedem MJ (knapp 250 kcal) täglicher Mehraufnahme an Energie im Kindesalter um 15 % steigt (95 % CI = 6 – 24 %).

Weiteren die Erkenntnis, dass das populationsbasierte attributable Mortalitätsrisiko (PAR) mit zunehmendem Alter in jedem Land abnimmt. Dies muss nicht unbedingt einer geringeren Adipositasprävalenz in höherem Alter zu verdanken sein, wenn man bedenkt, dass die Fettspeicherung im Alter zunimmt, sondern ist vermutlich eher einer Misklassifikation und dem damit einhergehenden information bias, aufgrund des verwendeten Maßes des BMI und der Abnahme der Muskelmasse im Alter, verschuldet.

6 Limitation und Fazit

Wie sich herausgestellt hat, lässt sich ein (zum Teil quadratischer) Zusammenhang zwischen der Lebenserwartung und diversen Variablen der Ernährung auch auf Aggregatdatenebene finden. Diese Erkenntnis unterliegt allerdings einigen Limitationen.

Bereits angesprochen wurde die, aufgrund der relativ geringen Anzahl an Observationen im Rahmen von Analysen aggregierter Daten, begrenzte Möglichkeit der Drittvariablenkontrolle. Des Weiteren bedingt der Mangel an geeigneten Datensätzen, dass mögliche Kovariate wie Hygienebedingungen und medizinische Grundversorgung etc., welche die genannten Effekte zum Teil vermitteln können, nicht in die Analyse einbezogen werden konnten. Allerdings sollte nicht unerwähnt bleiben, dass die Datengrundlage der inkludierten Variablen sehr umfangreich ist, für die meisten Staaten aller Kontinente Werte auf allen vier Variablen vorlagen, wodurch die gefundenen Ergebnisse wiederum gut zu generalisieren sind.

Allerdings unterliegen auch die verwendeten unabhängigen Variablen gewissen Einschränkungen. So ist zum Einen der BMI ein relativ schlechter Indikator für die Fettleibigkeit, da er wichtige Faktoren wie Muskelmasse, Körperbau und Knochendichte nicht kontrollieren kann. So kann bspw. ein sehr muskulöser Mensch mit geringem Körperfettanteil (aufgrund der hohen Dichte der Muskelmasse), noch dazu vielleicht mit breiter Statur, einen BMI von > 30 kg/m² einnehmen ohne adipös (im Sinne von Fettleibigkeit) zu sein.

Ähnlich verhält es sich mit dem Maß der Pro-Kopf-Kalorienaufnahme, mit welchem der tägliche Kalorienverbrauch eines Individuums unberücksichtigt bleibt. Ein weitaus besseres Maß zur Untersuchung des Einflusses der Ernährung auf die Lebenserwartung ist die Energiebilanz, also die Differenz aus täglicher Kalorienaufnahme und täglichem Kalorienverbrauch. Diese Variable verwendeten Tyrovolas et al. (2015) in ihrer Studie zum erfolgreichen Altern älterer Individuen. Dabei fanden sie heraus, dass eine positive Energiebilanz, also ein Kalorienüberschuss, bei Männern negativ mit einem Score des erfolgreichen Alterns assoziiert ist, bei Frauen allerdings keinen signifikanten Effekt aufweist. Die durchschnittliche Energiebilanz kann somit auch einen wichtigen Einfluss auf die Lebenserwartung ausüben. Leider war es aus Ermangelung eines Datensatzes zur durchschnittlichen Energiebilanz eines Landes bzw. zum Kalorienverbrauch nicht möglich eine derartige Variable für die hiesige Arbeit zu verwenden bzw. zu generieren.

Preston und Stokes (2011) deuten außerdem darauf hin, dass ein rapider Anstieg der

Fettleibigenquote, so wie er bspw. in den USA zu finden sei, zu einer Unterschätzung des Risikos der Adipositas führen kann, aufgrund der Verringerung der durchschnittlichen Verweildauer in diesem Status, welche ausschlaggebend für den Gesundheitseffekt ist. Das würde bedeuten, dass der hier gefundene umgekehrt u-förmige Zusammenhang zwischen Lebenserwartung und BMI bzw. Fettleibigenanteil eines Landes noch unterschätzt wurde. Der Einfluss der zeitlichen Entwicklung des Adipositasanteils einer Bevölkerung musste der Einfachheit halber in der hier vorgestellten Arbeit leider unberücksichtigt bleiben.

Dass sich Fettleibigkeit nicht nur auf die Lebenserwartung einer Population auswirkt sondern auch weitreichende Konsequenzen für das Gesundheitssystem eines Landes nach sich zieht, konnten Nagai et al. (2012) anhand einer japanischen Kohortenstudie nachweisen. Auch wenn der Wert bei den Männern insignifikant ist ($p = .11$), so weist deren fettleibige Studienpopulation im Vergleich zu den Normalgewichtigen schätzungsweise um 14.7 % erhöhte Lebenszeitkosten bei der Inanspruchnahme von Gesundheitsdienstleistungen auf. Bei den Frauen sind es sogar 21.6 % ($p = .0005$).

Mit dem Wissen über die negative Langzeitwirkung von Adipositas ist es deshalb besonders wichtig, geeignete Präventionsmaßnahmen bereits im frühen Kindesalter anzusetzen. Dies kann z.B. über die Förderung des Kinder- und Jugendsports, die Sensibilisierung zur gesunden Ernährung und der Förderung der allgemeinen Bildung erfolgen. Aber selbst im Erwachsenenalter sind Interventionen noch angebracht und die Bereitstellung von Sportangeboten auch im Berufsbereich sowie Weiterbildungsangebote bzgl. der Ernährung mögen evtl. vielversprechende Auswirkungen auf die Gesundheit einer Gesellschaft und damit einhergehend Kosteneinsparungen in der Gesundheitsversorgung dieser hervorbringen. Ebenso wichtig erscheint es allerdings auch, aufgrund der gleichfalls verringerten Lebenserwartung bei Unterernährung, die Arbeit der WHO und internationaler Hilfsorganisationen zu unterstützen und, vor allem in den Ländern der „Dritten Welt", die ausreichende Bereitstellung von Nahrungsmitteln zu konsolidieren.

LITERATURVERZEICHNIS

Abrahams, Z., Mchiza, Z., & Steyn, N. P. (2011). Diet and mortality rates in Sub-Saharan Africa: Stages in the nutrition transition. *BMC Public Health, 11* (801), 1-12.

Frankel, S., Gunnell, D. J., Peters, T. J., Maynard, M., & Smith, G. D. (1998). Childhood energy intake and adult mortality from cancer: the Boyd Orr cohort study. *BMJ, 316,* 499-504.

Kohler, U., & Kreuter, F. (2012). *Datenanalyse mit Stata: Allgemeine Konzepte der Datenanalyse und ihre praktische Anwendung* (4. Aufl.). München: Oldenbourg.

Mondal, M. N. I., Ullah, M. M. M. N., Islam, M. R., Rahman, M. S., Khan, M. N., Ahmed, K. M., & Islam, M. S. (2015). Sociodemographic and Health Determinants of Inequalities in Life Expectancy in Least Developed Countries. *Int J MCH and AIDS, 4* (1), 1-10.

Nagai, M., Kuriyama, S., Kakizaki, M., Ohmori-Matsuda, K., Sone, T., Hozawa, A., ... Tsuji, I. (2012). Impact of obesity, overweight and underweight on life expectancy and lifetime medical expenditures: the Ohsaki Cohort Study. *BMJ Open, 2* (e000940), 1-8. doi:10.1136/bmjopen-2012-000940

Peeters, A., Barendregt, J. J., Willekens, F., Mackenbach, J. P., Al Mamun, A., & Bonneux, L. (2003). Obesity in Adulthood and Its Consequences for Life Expectancy: A Life-Table Analysis. *Ann Intern Med., 138* (1), 24-32.

Preston, S. H., & Stokes, A. (2011). Contribution of Obesity to International Differences in Life Expectancy. *Am J Public Health, 101* (11), 2137-2143. doi:10.2105/AJPH.2011.300219

Stevens, J., Cai, J., Pamuk, E. R., Williamson, D. F., Thun, M. J., Wood, J. L. (1998). The Effect of Age on the Association between Body-Mass Index and Mortality. *N Engl J Med, 338* (1), 1-7.

Tsukamoto, H., & Sano, F. (1990). Body weight and longevity: Insurance experience in Japan. *Diabetes Research and Clinical Practice, 10,* 119-125.

Tyrovolas, S., Haro, J. M., Mariolis, A., Piscopo, S., Valacchi, G., Makri, K., ... Panagiotakos, D. (2015). The Role of Energy Balance in Successful Aging Among Elderly Individuals: The Multinational MEDIS Study. *J Aging and Health, 27* (8), 1375-1391. doi:10.1177/0898264315583053

Walls, H.L., Backholer, K., Proietto, J., & McNeil, J. J. (2012). Obesity and Trends in Life Expectancy. *J Obesity, 2012,* 1-4. doi:10.1155/2012/107989

Zheng, X. Y., Han, Y. L., Guo, C., Zhang, L., Qiu, Y., & Chen, G. (2014). Progress in Research of Nutrition and Life Expectancy. *Biomed Environ Sci, 27* (3), 155-161. doi:10.3967/bes2014.036

ANHANG

Analysefile

*Vergabe von Variablenlabel

label variable country "Ländername"
label variable LE "Mittlere Lebenserwartung in Jahren (Stand: 2013)"
label variable calories ///
"Mittlere Kalorienzufuhr in kcal/Tag/Person (Stand: 2013)"
label variable bmi "Mittlerer Body-Mass-Index in kg/qm (Stand: 2013)"
label variable obesity ///
"Anteil Bevölkerung mit Adipositas (>=30 kg/qm) in Prozent (Stand: 2013)"

*Transformation der als "String" misklassifizierten Variable LE

destring LE, gen(LEnum)

* Deskription aller numerischen Variablen und Zentrierung der UVs

sum LEnum, d
hist LEnum

sum calories, d
gen calories_c = calories - r(mean)
label variable calories_c ///
"Mittlere Kalorienzufuhr in kcal/Tag/Person (Stand: 2013);zentriert am Mittelwert"
hist calories

sum bmi, d
gen bmi_c = bmi - r(mean)
label variable bmi_c ///
"Mittlerer Body-Mass-Index in kg/qm (Stand: 2013); zentriert am Mittelwert"
hist bmi

```
sum obesity, d
gen obesity_c = obesity - r(mean)
label variable obesity_c ///
"Anteil Bevölkerung mit Adipositas (>=30 kg/qm) in % (Stand: 2013); zentriert"
hist obesity


sum LEnum if calories<=2829, d
sum LEnum if calories>2829, d
hist LEnum if calories<=2829
hist LEnum if calories>2829


sum LEnum if bmi<=25.95, d
sum LEnum if bmi>25.95, d
hist LEnum if bmi<=25.95
hist LEnum if bmi>25.95


sum LEnum if obesity<=18.8, d
sum LEnum if obesity>18.8, d
hist LEnum if obesity<=18.8
hist LEnum if obesity>18.8


*Testen der Linearität zwischen AV und UVs


scatter LEnum calories, ms(oh) || mband LEnum calories, bands(20) clp(solid)
lowess LEnum calories


scatter LEnum bmi, ms(oh) || mband LEnum bmi, bands(20) clp(solid)
lowess LEnum bmi
gen bmi_q = bmi_c*bmi_c
label variable bmi_q ///
"Mittlerer Body-Mass-Index in kg/qm (Stand: 2013); zentriert & quadriert"


scatter LEnum obesity, ms(oh) || mband LEnum obesity, bands(20) clp(solid)
lowess LEnum obesity
```

```
gen obesity_q = obesity_c*obesity_c
label variable obesity_q ///
"Anteil Bevölkerung mit Adipositas (>=30 kg/qm) in % (Stand: 2013);zentr.& quadr."


*Bivariate lineare Regressionsanalysen

regress LEnum calories_c
hettest
regress LEnum calories_c, r

regress LEnum bmi_c
regress LEnum bmi_c bmi_q
hettest
regress LEnum bmi_c bmi_q, r

regress LEnum obesity_c
regress LEnum obesity_c obesity_q
hettest
regress LEnum obesity_c obesity_q, r


*Testen auf Multikolinearität

regress LEnum calories_c bmi_c bmi_q obesity_c obesity_q, r
vif

*Multiple lineare Regressionen

regress LEnum calories_c bmi_c bmi_q, r beta
rvfplot

regress LEnum calories_c obesity_c obesity_q, r beta
rvfplot

*Testung auf einflussreiche Beobachtungen
```

```
regress LEnum calories_c bmi_c bmi_q, beta
dfbeta
list country if (abs(_dfbeta_1) > 2/sqrt(e(N))) & _dfbeta_1 <.
list country if (abs(_dfbeta_2) > 2/sqrt(e(N))) & _dfbeta_2 <.
list country if (abs(_dfbeta_3) > 2/sqrt(e(N))) & _dfbeta_3 <.
regress LEnum calories_c bmi_c bmi_q ///
if country~= "Antigua and Barbuda" & ///
country~= "Central African Republic" & country~= "Cyprus" & ///
country~= "Ecuador" & country~= "Japan" & country~= "Lesotho" & ///
country~= "Mali" & country~= "Republic of Korea" & country~= "Swaziland" & ///
country~= "Turkey" & country~= "Viet Nam" & country~= "Bangladesh" & ///
country~= "Burkina Faso" & country~= "Ghana" & country~= "Kiribati" & ///
country~= "Nigeria" & country~= "Sierra Leone" & country~= "Timor-Leste" & ///
country~= "Eqypt" & country~= "Ethiopia" & country~= "Kuwait" & ///
country~= "Madagascar" & country~= "Samoa" , r beta


regress LEnum calories_c obesity_c obesity_q, beta
dfbeta
list country if (abs(_dfbeta_4) > 2/sqrt(e(N))) & _dfbeta_4 <.
list country if (abs(_dfbeta_5) > 2/sqrt(e(N))) & _dfbeta_5 <.
list country if (abs(_dfbeta_6) > 2/sqrt(e(N))) & _dfbeta_6 <.


regress LEnum calories_c obesity_c obesity_q ///
if country~= "Antigua and Barbuda" & ///
country~= "Central African Republic" & country~= "Cyprus" & ///
country~= "Ecuador" & country~= "Japan" & country~= "Lesotho" & ///
country~= "Mali" & country~= "Republic of Korea" & country~= "Swaziland" & ///
country~= "Zimbabwe" & country~= "Viet Nam" & country~= "Bangladesh" & ///
country~= "Burkina Faso" & country~= "Ghana" & country~= "Kiribati" & ///
country~= "Nigeria" & country~= "Sierra Leone" & country~= "Timor-Leste" & ///
country~= "Eqypt" & country~= "Ethiopia" & country~= "Kuwait" & ///
country~= "Madagascar" & country~= "Samoa" & country~= "Maldives" & ///
country~= "South Africa" & country~= "Sri Lanka" & ///
country~= "Democratic People's Republic of Korea", r beta
```

21

BEI GRIN MACHT SICH IHR WISSEN BEZAHLT

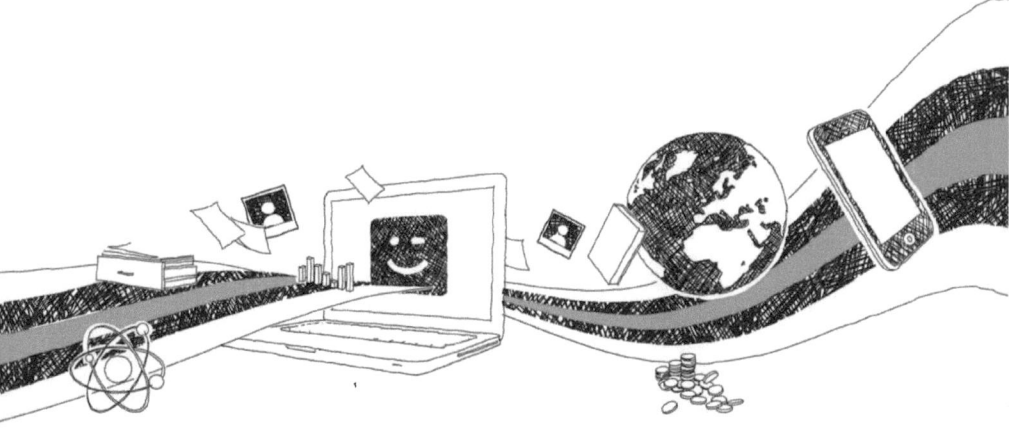

- Wir veröffentlichen Ihre Hausarbeit, Bachelor- und Masterarbeit

- Ihr eigenes eBook und Buch - weltweit in allen wichtigen Shops

- Verdienen Sie an jedem Verkauf

Jetzt bei www.GRIN.com hochladen und kostenlos publizieren

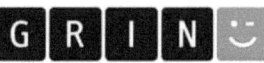